THÉ ROUGE DÉTOXIFICATION POUR PERDRE DU POIDS

RECETTE ÉPROUVÉE POUR PERDRE 10 LIVRES

Agustin R. Ruiz

Les droits d'auteur 2019 © Agustin R. Ruiz

Tous droits réservés. Aucune partie de cette publication ne peut être reproduite ou distribuée sous quelque forme ou par quelque moyen que ce soit, électronique ou mécanique, y compris la photocopie, l'enregistrement ou tout autre système de stockage ou de recherche d'informations, sans l'autorisation écrite préalable des auteurs.

Première édition

Table des matières

Introduction

Le thé, comme vous le savez, est l'une des boissons les plus populaires au monde, pour ses nombreux bienfaits pour la santé, pour ses effets très spécifiques qui lui confèrent, entre autres vertus.

Dans ce livre électronique, nous nous concentrerons sur la façon dont le thé, en particulier le thé rouge, peut nous aider à **perdre du poids rapidement**, et oui, notre objectif sera de perdre 10 livres dès que possible.

Sans plus tarder, commençons... Tout d'abord, vous devez savoir quels sont les **composants naturels du Thé**, qui vous aideront à perdre du poids.

En termes simples, les thés **sont** naturellement **riches en antioxydants et en théine**, qui sont les principales caractéristiques qui vous aideront à atteindre vos objectifs. Voici un petit résumé de la....

- **Antioxydants :** Ce sont de petites molécules, qui ont pour but de prévenir l'oxydation de vos cellules, ou en d'autres termes, de **prévenir le vieillissement**, et c'est très pertinent quand il s'agit de perdre du poids, croyez-moi.

- **Theine :** Afin de ne pas s'ennuyer avec des définitions inutiles, je vais vous dire que Theine est très similaire à sa cousine proche, la caféine, mais avec la différence que **Theine est progressivement absorbé pour un temps plus long et favorise beaucoup plus la combustion des graisses corporelles**, comparativement à la caféine qui est un choc énergétique qui se termine vite.

Voici les **meilleurs thés pour perdre du poids.**

Quels sont les meilleurs types de thé pour perdre du poids ?

L'abondance d'herbes et de plantes à consommer en infusion ou directement, sont si abondantes que même aujourd'hui, on découvre encore les bienfaits incroyables qu'elles apportent à notre corps, et même de nouvelles plantes sont découvertes chaque année.

Vous avez donc ici, rien que pour vous, les meilleurs thés pour atteindre votre objectif de perdre 10 livres ou plus rapidement.

Nous commençons par le....

-Thé vert

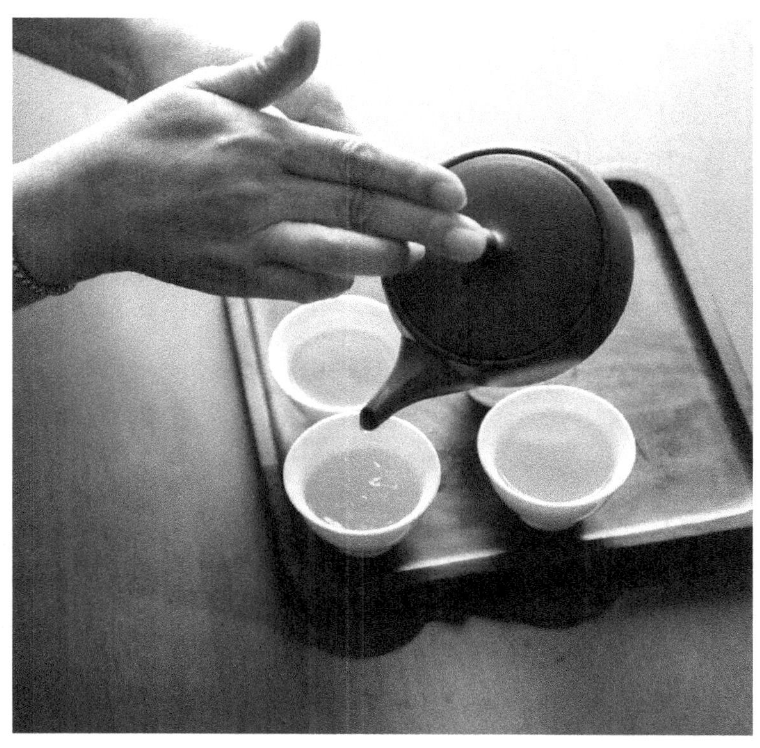

Que vous dire que vous ne connaissez pas le Thé Vert ?.... ses bienfaits sont incroyables, il vous comble de vitalité, il prend soin de votre peau, il est bénéfique pour vos intestins et plus encore.

Il n'y a aucune raison de ne pas recommander d'inclure cette boisson dans votre régime alimentaire, vous pouvez aussi la commander à la cafétéria de votre choix.

Un de ses ingrédients intrinsèques puissants et bien connus du thé vert sont les polyphénols qui, comme le thé rouge, aident à détoxifier votre corps.

- *Pissenlit Thé*

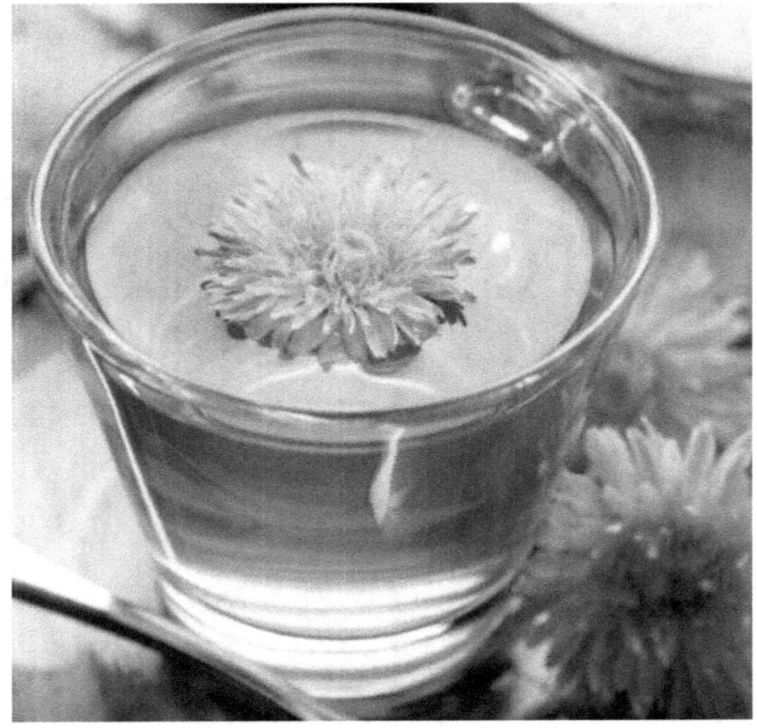

Peut-être vous semble-t-il étrange de boire un thé au pissenlit, ne doivent-ils pas être donnés, oui, mais aussi être consommés, pourquoi......

Pour ses vertus anti-inflammatoires fascinantes et la grande quantité de vitamines et de minéraux qu'il contient, tels que le zinc, le magnésium, le fer et le potassium, et les vitamines A à D.

Et bien sûr, une excellente infusion aux vertus détoxifiantes grâce à sa haute teneur en antioxydants.

- Chardon-Marie Thé

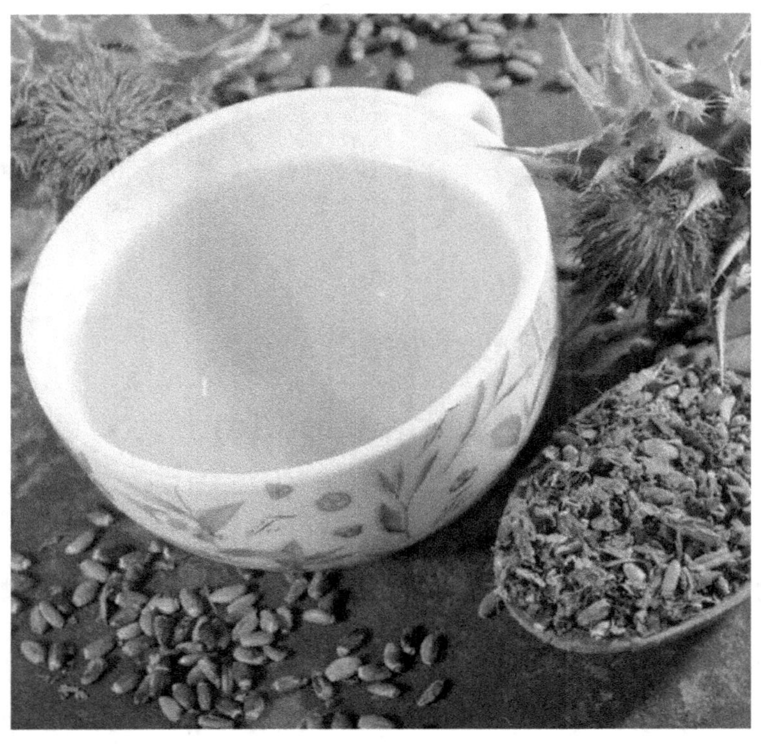

La sylmarine est l'ingrédient actif de ce "remède" naturel du thé au **chardon-Marie,** et est la combinaison de plusieurs flavonoïdes qui sont de très puissants antioxydants.

La principale vertu du thé au chardon-Marie est de réduire le stress du foie, grâce à ses anti-inflammatoires naturels, qui aident à réparer et à protéger les cellules hépatiques.

- Thé rouge

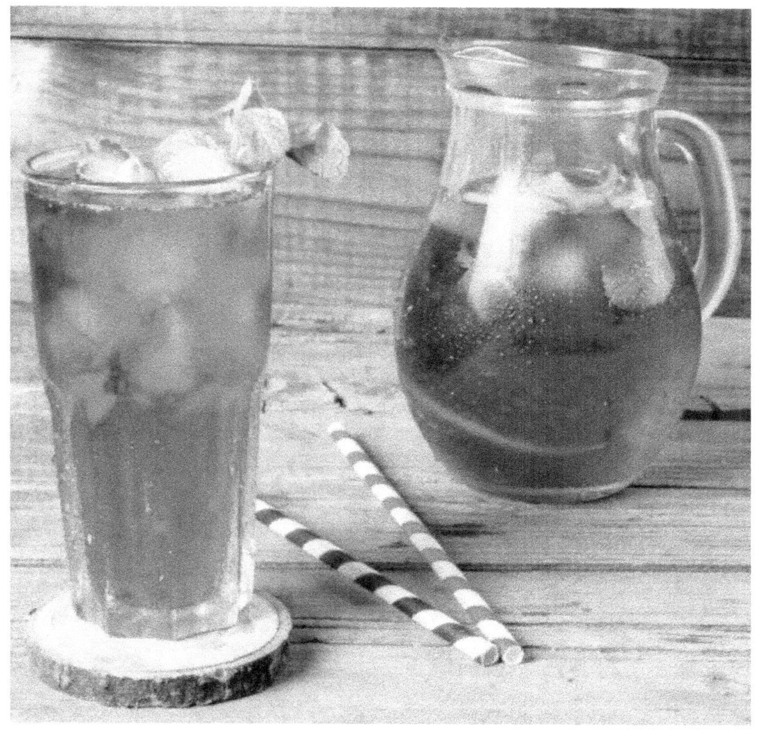

Les bienfaits que nous souhaitons tirer du thé rouge ne sont qu'une partie de cette infusion sous-estimée....

Crampes d'estomac, allergies, asthme, insomnie, eczéma, hypertension artérielle et maux de tête sont quelques-unes des maladies qui pourraient être traitées et même guéries, grâce au thé rouge.

Et comme si cela ne suffisait pas, les aliments riches en flavonoïdes sont des stimulants pour le bon fonctionnement du système cardiovasculaire, et oui, le thé rouge dont nous parlons, est abondant en flavonoïdes.

D'ailleurs, comme les thés précédents, le thé rouge, ayant une telle richesse en flavonoïdes, jouit d'une quantité magnifique d'antioxydants.

Quel est le meilleur thé pour perdre du poids ?

Je suis sûr que vous connaissez déjà la réponse, qui est la meilleure façon de perdre du poids, parce qu'en fait, c'est ce à quoi sert ce livre électronique.

Si le thé rouge est la boisson idéale, pour tous ceux qui aiment consommer des boissons chaudes ou froides, car oui, le thé rouge a la versatilité de pouvoir le consommer froid ou chaud, tout en gardant ses caractéristiques intactes.

En dehors de tous les avantages décrits ci-dessus sur le thé rouge, la vérité est qu'il y a beaucoup plus de vertus que cette boisson vous apporte, et qu'elle vous aiderait beaucoup si vous saviez, et c'est pourquoi je la résume ci-dessous :

- *Apaise la gorge en cas d'irritation*
- *Vous pouvez remplacer 1 litre d'eau par un généreux verre de thé rouge froid, car cela réduit considérablement votre soif.*
- *Boire du thé rouge aide de façon incroyable à améliorer votre système immunitaire.*
- *Et en améliorant votre immunologie, vous devenez plus résistant aux rhumes et aux maladies, croyez-moi.*
- *Il améliore considérablement l'élasticité de votre plus grand organe, "votre peau".*
- *En raison de sa haute teneur en zinc, vous pouvez dire adieu à l'acné.*
- *Et bien d'autres bienfaits de cette infusion "presque magique".*

Maintenant, je sais que vous êtes ici pour perdre 10 livres ou plus rapidement, sinon vous ne seriez probablement pas ici.

Ensuite, nous commençons par l'action, je vous recommande de faire beaucoup

plus attention, car je vais mettre un peu
technique dans certains points, mais
tranquille, je vais faire aussi facile,
dynamique et compréhensible que
possible.

Perdre 10 Lbs avec du thé rouge : Testé

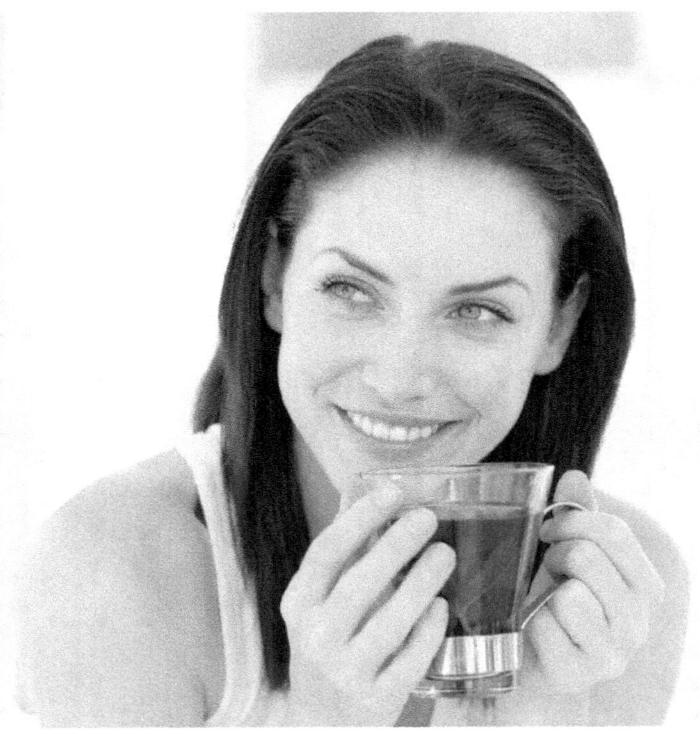

Ok, je sais que vous pouvez croire que tout ce que vous avez appris jusqu'à présent, ne vous aidera pas beaucoup, mais la vérité est que OUI, pourquoi ? parce que je ne veux pas que vous consommiez des "choses" sans rien savoir à leur sujet, c'est pourquoi je voulais vous résumer pour vous affronter dans cette nouvelle aventure que vous allez commencer.

Comment perdre du poids en buvant une simple infusion ?.... ce que vous devez faire est de prendre un sac de thé rouge, mettre de l'eau à ébullition et VOILÁ ! vous avez perdu 10 livres une fois et en un jour....

Je regrette ce qui précède, mais c'est ce que beaucoup de gens pensent que c'est, ce qui est une boisson "magique" ou que juste le boire, "tout est résolu", mais ne vous inquiétez pas, que je vais vous dire la bonne façon de consommer cette boisson, afin que ses effets soient vraiment visibles.

Mais d'abord, vous devez savoir qu'il est inutile, "buvez une tasse de thé rouge, puis consommez une portion de gâteau et allez dormir", NON, vous devriez voir la désintoxication du thé rouge pour perdre du poids, comme un complément à votre "régime", tout comme aller au gym est un complément -

À lui seul, le gymnase, le thé rouge ou n'importe quoi d'autre peut faire "des merveilles pour vous", s'il n'est pas appliqué correctement.

Cela dit, je vais vous expliquer une nutrition complète, avec des exercices réguliers et notre **boisson vedette comme vecteur de résultats**, que vous devrez respecter et exécuter chaque jour, si vous voulez obtenir des résultats rapidement.

- - Cessez de consommer du sucre blanc et du sel de table ou du moins diminuez drastiquement leur consommation, vous pouvez les remplacer par du stévia ou un édulcorant naturel et du sel de mer... de la même manière à les consommer en faibles quantités, jusqu'à ce qu'ils cessent de les consommer dans leur totalité. "Il est plus que prouvé que la consommation excessive de ces aliments, endommage votre tension artérielle, causant ainsi une carence dans les processus naturels de vos organes.

-

- - Augmente la consommation de protéines provenant d'aliments comme les œufs, les viandes maigres (poitrine de poulet, bœuf, viandes rouges et blanches en général, noix, etc.). Il est très important que vous sachiez sélectionner les viandes à consommer, je vous recommande d'observer la portion de viande que vous êtes sur le point d'acheter et de vérifier qu'elle n'est pas congelée et qu'elle n'a pas un excès de graisse ou de peau.

-

-    - Diminue la consommation de glucides simples, comme le pain blanc, les gâteaux, les bonbons en général, le riz blanc, etc. Si vous consommez beaucoup de pain, premièrement, diminuer la consommation, deuxièmement, vous pouvez préparer votre propre pain complet, l'acquisition des ingrédients naturels dans toute entreprise spécialisée dans la vente de produits naturels.

-

-    - Éliminez complètement les mauvaises graisses de votre alimentation (viandes rouges et blanches, beurre, consommation excessive de crèmes, etc.). Oui, les " mauvais " gras sont ceux que l'on considère comme des " graisses saturées et trans ", alors évitez-les à tout prix, car non seulement ils recouvrent vos artères, mais ils deviennent rapidement une " masse grasse " et cela, évidemment, rend votre perte de poids difficile.

-

- - Augmenter prudemment la consommation de graisses saines, telles que : graisses de poisson, graisses de noix, arachides, arachides, etc. (les rendre riches en oméga 3, 9, et faibles en oméga 6). Je dois dire que la consommation de ces graisses est essentielle pour atteindre vos objectifs, car elles sont responsables de la production du stimulus nécessaire pour teansformar "les graisses stockées, en énergie", en particulier les oméga 3, est le plus important, car il aide, parmi de nombreux avantages, à éliminer les triglycérides de vos veines et artères.

-

- - Consommez de 20 à 40 grammes de fibres solubles et insolubles telles que : avoine, riz brun, noix, fruits et légumes fibreux, graines (chia, lin, etc). La consommation de fibres, qu'elles soient hydrosolubles ou insolubles, est le facteur clé pour vos intestins, non seulement elles sont propres, mais elles sont également sensibles à l'absorption des aliments que vous consommez. Essayez donc de vous assurer que vous obtenez les bonnes choses.

-

-   - Buvez beaucoup d'eau, OUI, cela sonne comme un clic, mais c'est vrai, vous devez boire de l'eau pour que vos cellules soient hydratées et aient l'énergie pour transporter et transformer les cellules graisseuses en énergie, et ainsi brûler les graisses. La consommation recommandée est de 1 litre par 25 kilogrammes de poids corporel, donc si vous pesez 75 kilogrammes, vous devriez boire

3 litres d'eau distribuée pendant la journée.

-

- - Reposez-vous profondément la nuit dans votre chambre aussi sombre que possible, afin que vos hormones la nuit fonctionnent efficacement. Il est plus que prouvé que tout ce que vous faites pendant la journée se reflétera pendant votre sommeil, en d'autres termes, si vous mangez sainement et faites de l'exercice pendant le jour et la nuit pendant votre sommeil, votre corps libère des hormones qui réparent votre corps, le rendent plus fort et brûlent les graisses pour les utiliser comme carburant la nuit.

-

- - Faites des exercices aérobiques et anaérobiques, 2 à 4 fois par semaine. Toujours le matin ou le midi, il est déconseillé de faire de l'exercice l'après-midi ou le soir, car vous pouvez vous endormir le soir, mais si vous ne pouvez pas faire d'exercice le matin ou le midi, essayez de le faire 1 à 2 heures avant d'aller au lit.

-

- CONSEIL : N'oubliez pas de toujours vous étirer et de vous échauffer avant de faire votre routine d'exercice afin d'éviter les blessures possibles et d'améliorer votre rendement.

-

- - Diminuer la consommation d'alcool, je sais, ça peut être compliqué, c'est pourquoi j'ai dit "diminuer" et ne pas "quitter", parce que je sais que ce ne sera pas si facile pour toi de partir, ce n'était pas facile pour moi non plus, mais si tu peux partir, super, fais-le ! Soit dit en passant, comme un autre stimulus pour cesser de fumer, l'alcool provoque le foie de ne pas fonctionner correctement et qui empêche de transformer les cellules graisseuses en énergie pour être utilisé.

-

- - Pas besoin de le dire, mais fumer n'est pas recommandé non plus, beaucoup plus si vous voulez perdre du poids parce que le tabac recouvre vos artères, et ne laisse pas passer les nutriments qui conduisent à votre perte de poids. Si vous êtes fumeur, vous pouvez commencer à essayer la cigarette électronique.

-

- - Et bien sûr, il consomme quotidiennement le fameux "thé rouge". Buvez 2 à 3 tasses généreuses de cette infusion distribuées tout au long de la journée. Mentionnons également que vous pouvez boire votre thé, même si vous voyagez, le prendre

dans un thermos pour le voyage,
profiter et partager votre boisson,
ils vous en seront reconnaissants.

Il peut sembler très fastidieux d'avoir à
suivre et à faire tout ce qui précède, mais
si vous voulez vraiment perdre 10 livres
rapidement, le thé rouge ne peut pas le
faire seul, a besoin d'exercices continus
pour stimuler votre corps à brûler la gaze,
a besoin de nutriments et de nourriture
pour aider à stimuler votre métabolisme,
car cela est responsable de tout dans
votre corps fonctionne.

Maintenant, je ne veux pas que vous
vous effondriez avec tant de changements
à la fois, c'est pourquoi je vous conseille,
de commencer lentement, d'appliquer ce
"style de vie", parce que ce que vous
apprenez ici, n'est pas un régime à la
mode ou à la mode, est un changement
de régime qui va affecter pour une
amélioration incroyable dans votre vie,

crois-moi.

Quand vous commencerez à assimiler tout ce que vous avez appris auparavant et que vous serez vraiment prêt à continuer, je vous apprendrai comment et à quel moment consommer la fascinante infusion de thé rouge.

Les meilleurs moments pour boire votre infusion

Ok, à ce stade, vous êtes censé vous engager à changer votre "style de vie", votre régime alimentaire, la fréquence à laquelle vous allez au gymnase ou faites de l'exercice à la maison, etc.

Je vais commencer par vous dire quels sont les meilleurs moments ou les meilleurs horaires, pour consommer votre infusion et vous expliquer pourquoi.

- Boire une bonne tasse de thé rouge le matin après le petit déjeuner.
- Buvez votre infusion de ½ heure à 1 heure avant le déjeuner.
- Et si vous vous habituez à faire de l'exercice en milieu de matinée ou en milieu d'après-midi, buvez une heure ½ avant de faire de l'exercice.

CONSEIL : pour préparer un thé rouge riche, froid ou chaud, vous pouvez ajouter à votre infusion quelques gouttes de citron et de stévia, et déguster une boisson délicieuse et saine tout en perdant du poids !

Pourquoi ces heures sont-elles importantes pour consommer votre boisson minceur ?

DESAYUNO : Consommer une boisson froide ou chaude comme le thé rouge après le petit déjeuner, provoque que les aliments que vous avez ingérés, ont été digérés beaucoup plus rapidement, car la théine du thé rouge, stimule la glande surrénale, c'est-à-dire au-dessus des reins, dont elle est chargée de libérer l'hormone de l'adrénaline, entre autres hormones.

Comme vous le savez, l'adrénaline est une hormone très puissante lorsqu'il s'agit "d'accélérer de nombreux processus naturels dans votre corps", dont la combustion des graisses.

Déjeuner : Le simple fait de consommer du thé rouge avant l'ingestion d'aliments fait que votre corps est préparé et sensible à l'absorption de ces aliments, et c'est très bien, croyez-moi, car les nutriments sont absorbés plus rapidement et plus efficacement.

EXERCICES : Que ce soit pour une raison quelconque, si vous faites de l'exercice en milieu de matinée ou en milieu d'après-midi, il est important que vous consommiez du thé rouge ½ une heure ou moins avant de commencer votre entraînement.

Pourquoi, pour la simple raison que votre corps est rempli d'énergie pour faire plus d'exercices, et bien sûr, comme je l'ai déjà dit, l'adrénaline qui coule dans votre corps, vous aidera à brûler plus de calories et par conséquent, brûler plus de graisse.

En bref, vous consommerez 3 à 4 généreuses tasses de thé rouge, je vous recommande également de mettre en pause la consommation continue de cette boisson, par exemple :

- Consommer pendant 2 semaines et se reposer 1 semaine pour ne pas consommer ou consommer de petites quantités de cette boisson.

- L'autre option est de l'intercaler avec d'autres boissons aussi bonnes que le thé rouge ; vous pouvez les varier avec les infusions que je vous ai recommandées plus tôt.

Le but que je poursuis avec ceci n'est pas d'abuser de cette boisson majestueuse, que votre corps peut devenir dépendant de cette boisson et que votre corps ne ressent plus les effets que cette infusion vous apporte.

Mais ne vous inquiétez pas, il n'est pas si facile de devenir dépendant d'une infusion aussi naturelle et saine que le thé rouge.

Pour devenir dépendant de cette boisson, il faut boire jusqu'à 10 tasses par jour pendant 1 an, et pourtant cela ne vous affectera probablement pas négativement, en d'autres termes "prudence".

Conclusion

Eh bien, que vous dire que vous n'avez pas appris dans ce e-book/guide sur cette infusion merveilleuse.... d'abord vous dire que je suis désolé si j'ai été très direct, en question avec la réalité des choses, mais à mon avis, si personne ne vous dit la vérité, vous continuerez à chercher "la boisson magique ou la nourriture qui vous aide à obtenir vos résultats, sans rien faire.

Mais vous devez savoir qu'il existe des moyens d'obtenir les résultats que vous voulez, et l'une de ces façons est celle que j'ai partagée avec vous.

Par conséquent, si vous faites ce que j'ai partagé avec vous et vous êtes constant, vous pouvez obtenir ces désirs pour améliorer votre corps et regarder beaucoup plus attrayant.

Suivez étape par étape ce guide pour perdre du poids, le prendre comme une recette pour la nourriture, et vous obtiendrez des résultats, je vous assure, ce que j'ai partagé dans ce livre électronique, est l'information qui savent seulement les grands nutritionnistes, donc, ne sous-estimez pas ce que j'ai partagé avec vous, profitez-en et partager cette information vous avez appris aujourd'hui si vous aimez cela et commencer à noter des résultats, vous pourriez aider cette personne près de vous qui a besoin de résultats rapidement et ne sait pas par où commencer.

Ce fut un plaisir pour moi de partager avec vous ce guide que j'applique depuis des années et d'apprécier les résultats que celui-ci m'apporte, et du fond du cœur j'espère que vous l'obtiendrez aussi, que je vous suis, que vous l'obtiendrez si vous êtes de ceux qui appliquent ce qu'ils apprennent.

Soit dit en passant, si vous voulez encore plus d'énergie pour votre journée au jour le jour et être en mesure d'accélérer encore plus votre perte de poids, je recommande un autre de mes guides que je partage.

Je dois vous dire que c'est quelque chose d'un peu extrême la consommation de cette plante que je partage avec vous, mais que ses résultats sont incroyables... l'e-book que vous pouvez trouver en écrivant "Kratom pour l'énergie", dans le chercheur de Livres d'Amazonie et le premier e-book des résultats, est celui que je vous parle, aussi vous pouvez le trouver avec mon nom "Agustin R. Ruiz".

Sans plus tarder, merci beaucoup d'avoir lu mon livre électronique, et je vous félicite de m'avoir donné l'occasion d'apprendre comment améliorer votre corps !.....

J'espère que vous partagerez vos
résultats avec moi, cela me rendrait très
heureux !

Un gros câlin, Agustin.

www.ingramcontent.com/pod-product-compliance
Lightning Source LLC
Chambersburg PA
CBHW070746240726
48654CB00010B/1182